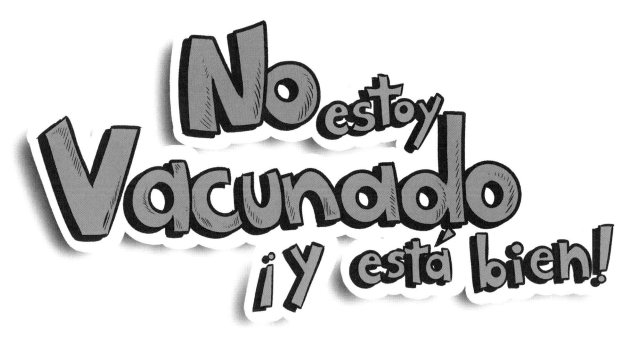

No estoy Vacunado ¡y está bien!

Escrito por Dr. Shannon Kroner

Ilustrado por Manfred Calderón

A los padres que conocen personalmente las lesiones causadas por las vacunas; los escucho.
A los niños que han sufrido lesiones causadas por las vacunas; los veo.
A los vacunados, parcialmente vacunados y no vacunados; la elección siempre debe ser suya.

Este libro está dedicado a mi mamá por estar siempre a mi lado
y mostrarme lo que significa ser una mamá oso. -S.K.

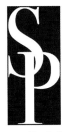

Skyhorse Publishing

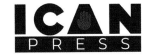

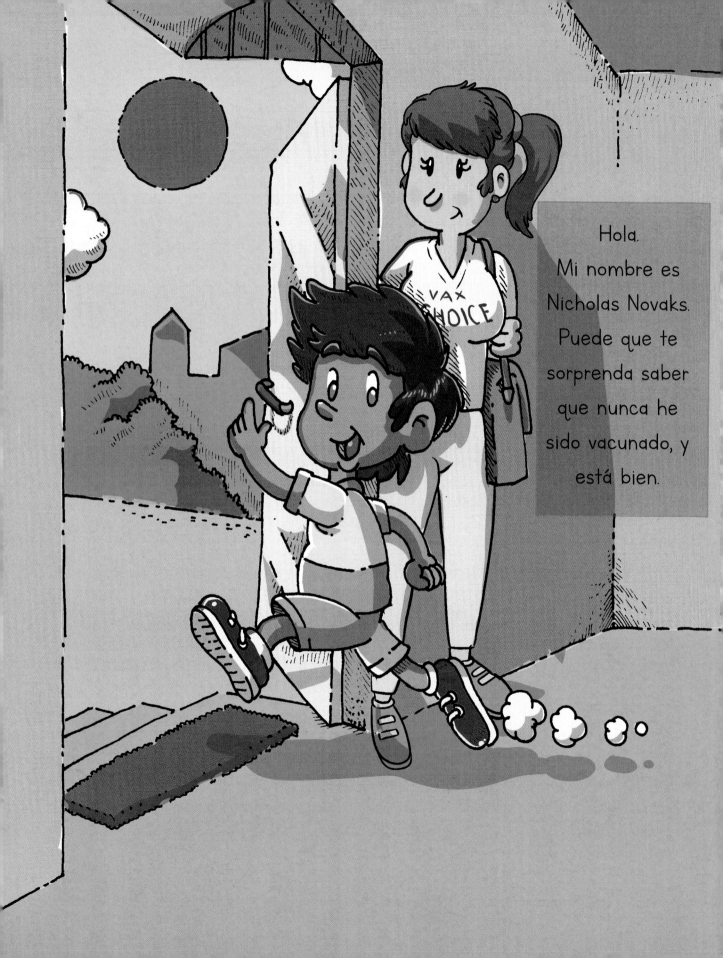

Algunos de mis amigos se vacunan cuando van al médico porque esa es la decisión que toman sus padres por ellos.

Mi mamá y mi papá dicen que tenemos la libertad de elegir lo que entra en nuestros cuerpos.

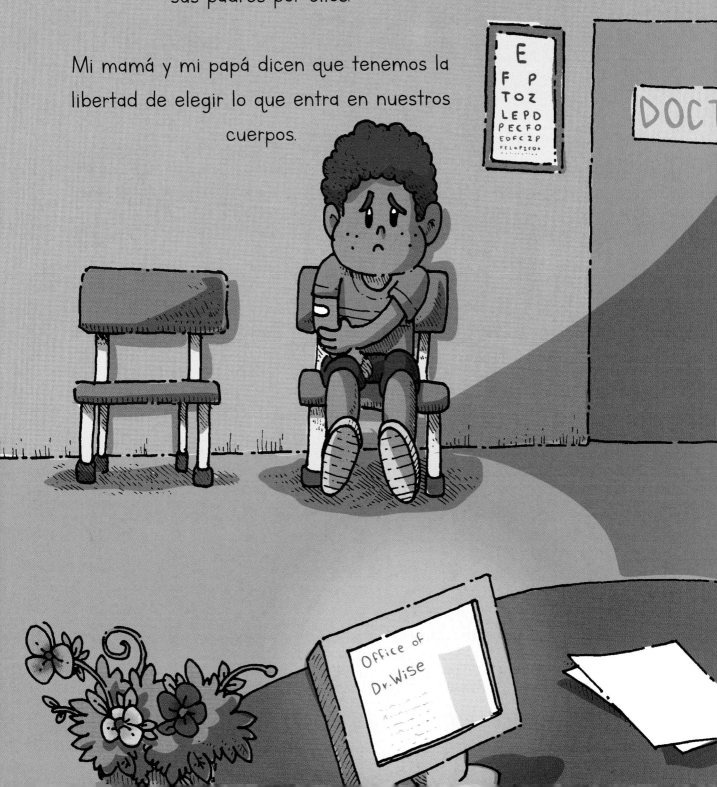

Cuando mi hermana era un bebé, mis padres siguieron el calendario recomendado de vacunas infantiles. Desafortunadamente, después de una ronda de vacunas, ella tuvo una reacción muy grave.

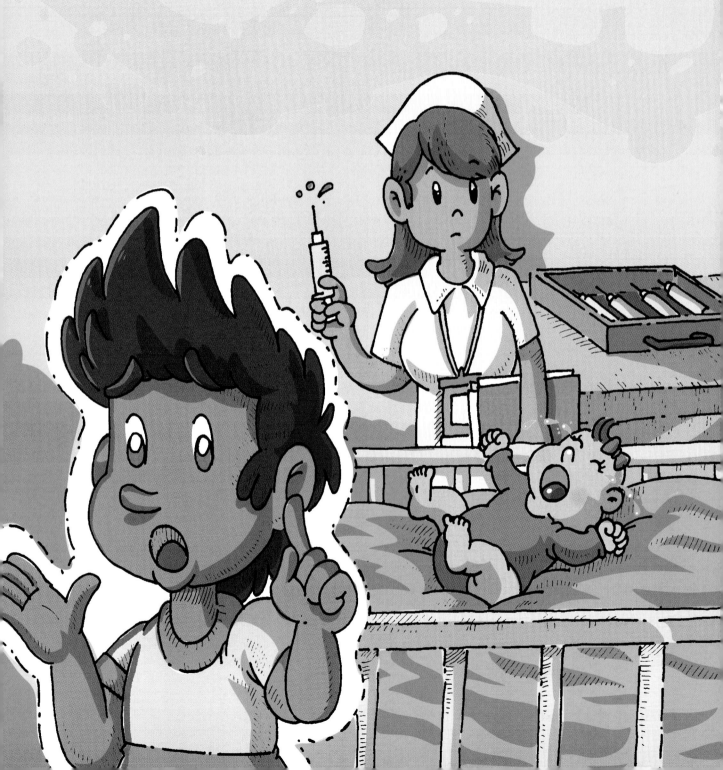

Mi mamá dice que mi hermana está lesionada por las vacunas. Mi papá desearía que hubieran investigado más antes de vacunarla. Desearía que las vacunas nunca le hubieran causado daño porque a veces es difícil jugar juntos.

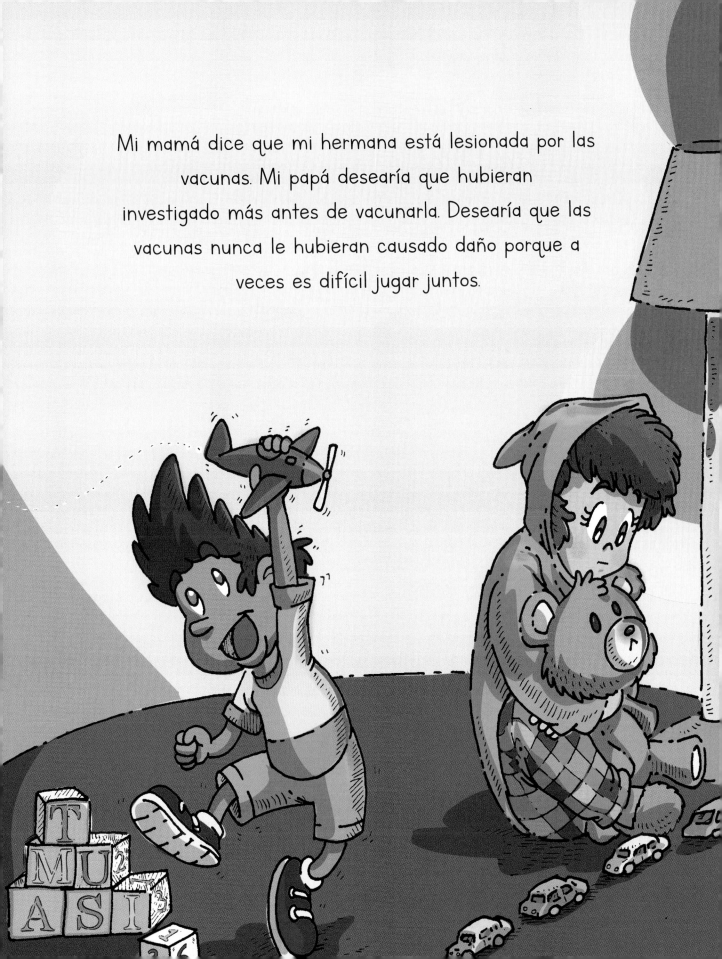

A menudo la gente pregunta por qué mi hermana no habla ni hace contacto visual.

Es porque tiene algo llamado autismo.

Muchos médicos dicen que las vacunas no causan autismo; Pero eso no es necesariamente cierto; se sabe que las vacunas causan problemas neurológicos y daño cerebral que puede llevar a retrasos en el desarrollo y otras complicaciones.

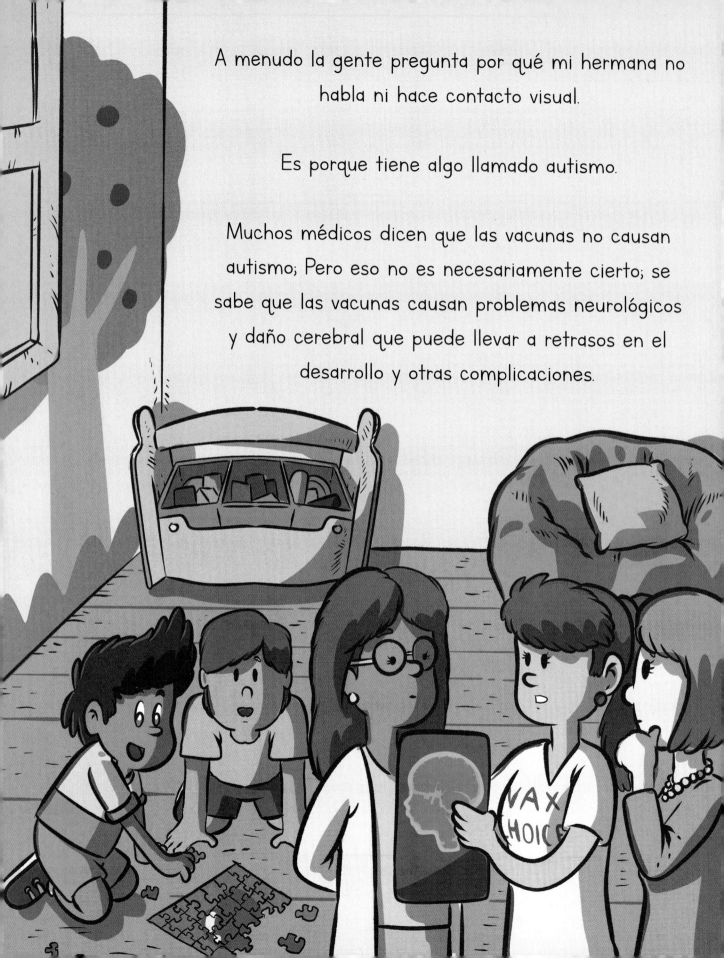

Mis padres me han explicado que las vacunas causaron en mi hermana una alta fiebre e hinchazón del cerebro. La hinchazón del cerebro se llama encefalitis y es una reacción adversa potencial que puede ocurrir con la vacunación. Casi el 70% de los niños con autismo han experimentado hinchazón del cerebro.

Estas reacciones a las vacunas provocaron cambios en el comportamiento de mi hermana que llevaron a su diagnóstico de autismo.

Esta es una de las principales razones por las que mis padres no me vacunan a mí y han dejado de vacunar a mi hermana.

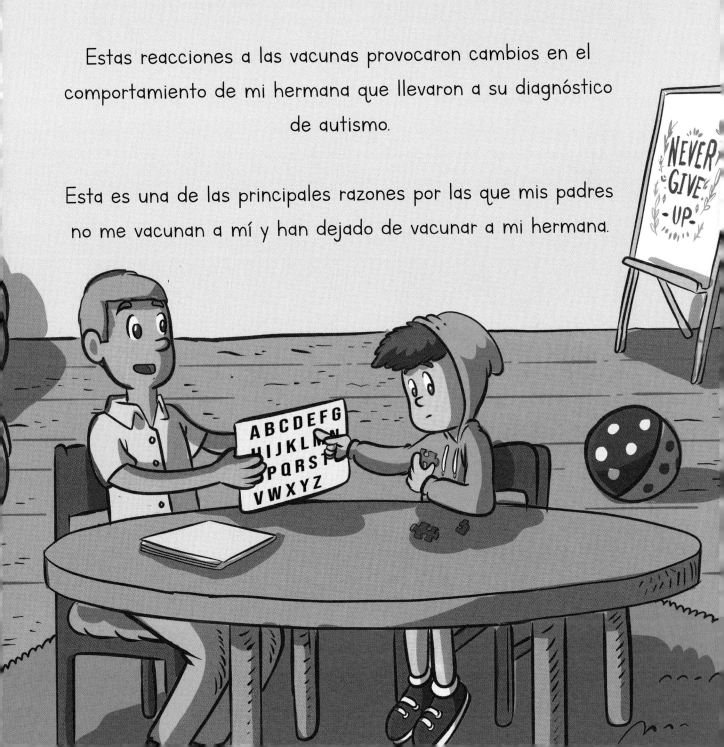

Algunas personas se preocupan de que yo los contagie porque no estoy vacunado, pero no puedo propagar una enfermedad que no tengo. Además, si ellos han sido vacunados y sus vacunas funcionan, entonces no deberían sentir la necesidad de evitarme.

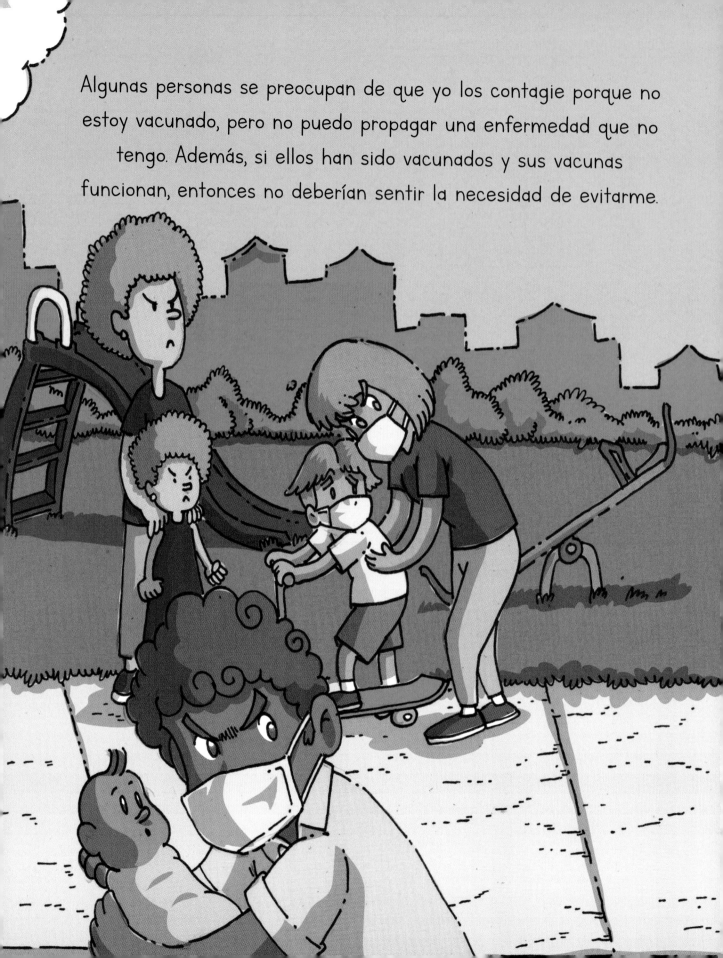

Afortunadamente, rara vez me enfermo. Mis padres dicen que es porque tengo un sistema inmunológico saludable. Pero si me resfrío o toso, se aseguran de que esté mejor antes de permitirme jugar con mis amigos.

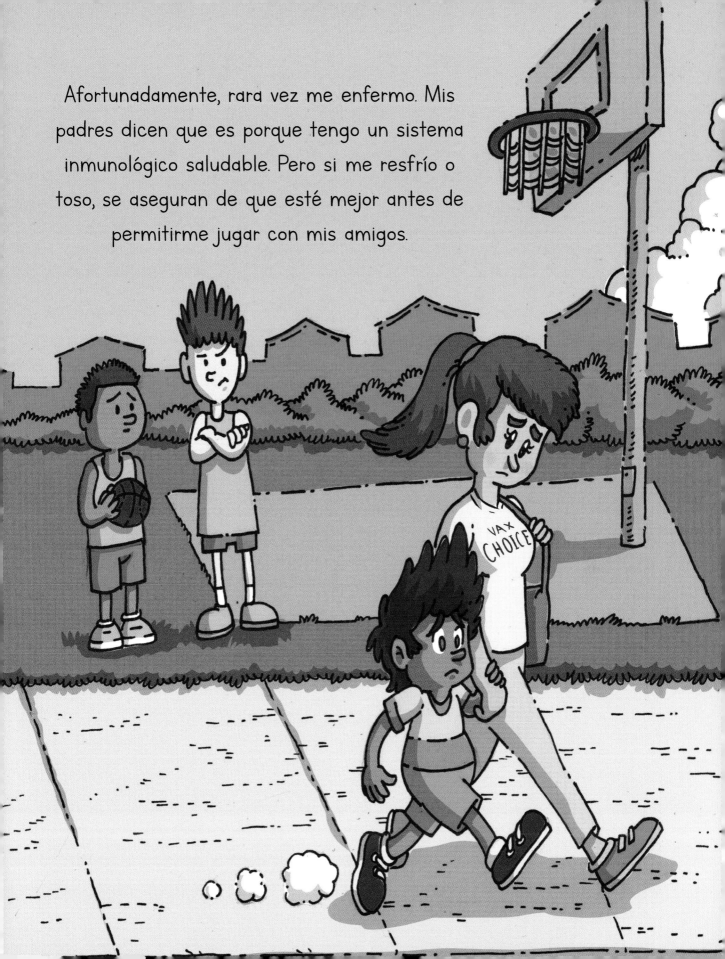

Mantenerme a mí y a mi hermana saludables es muy importante para mis padres.

Dado que una gran parte de nuestro sistema inmunológico existe en nuestro tracto digestivo, se aseguran de que la mayoría de los alimentos que comemos sean orgánicos.

Orgánico significa que los alimentos no se cultivan con fertilizantes tóxicos ni se rocían con productos químicos dañinos.

También tomamos vitaminas, bebemos mucha agua, disfrutamos de mucho aire fresco y hacemos ejercicio para mantenernos saludables.

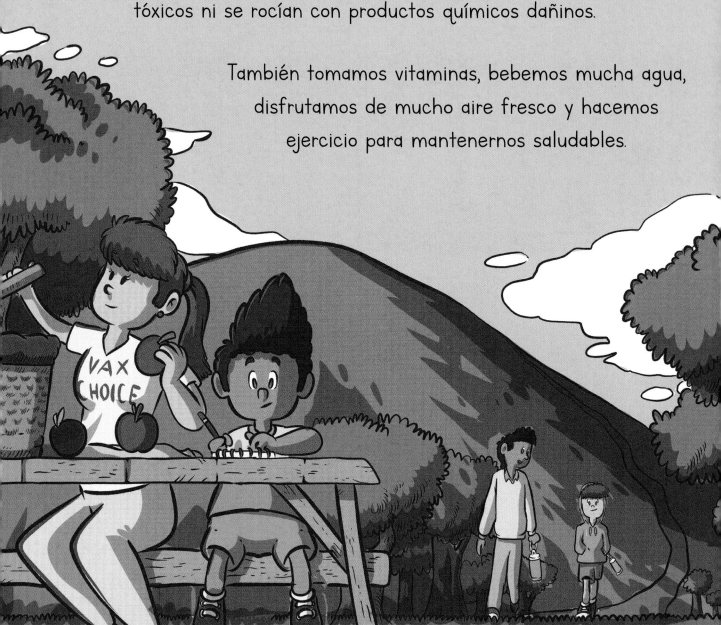

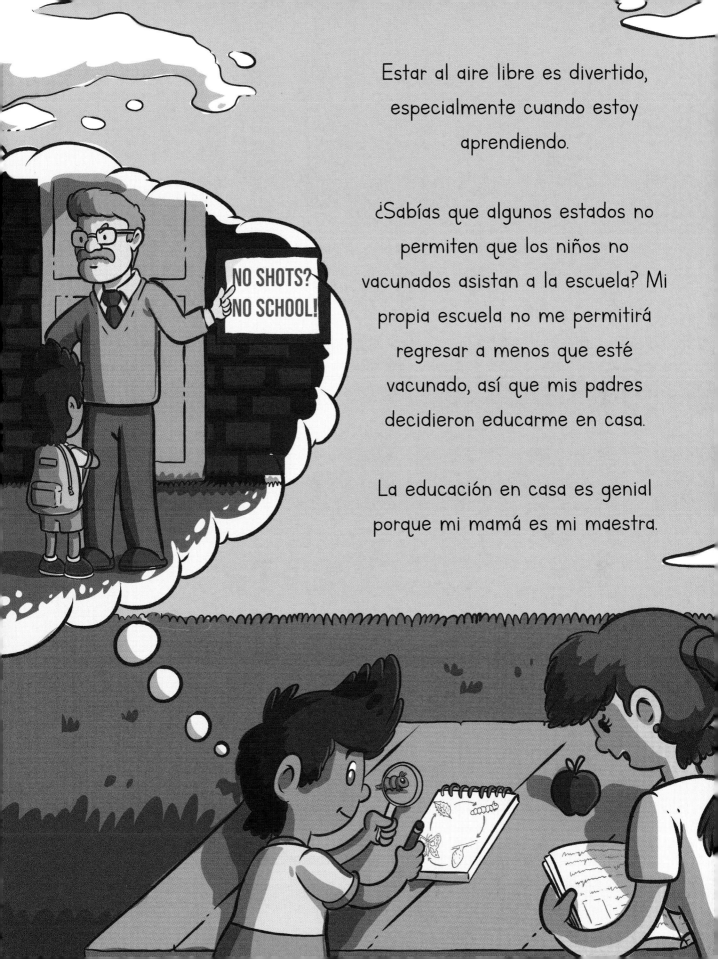

Estar al aire libre es divertido, especialmente cuando estoy aprendiendo.

¿Sabías que algunos estados no permiten que los niños no vacunados asistan a la escuela? Mi propia escuela no me permitirá regresar a menos que esté vacunado, así que mis padres decidieron educarme en casa.

La educación en casa es genial porque mi mamá es mi maestra.

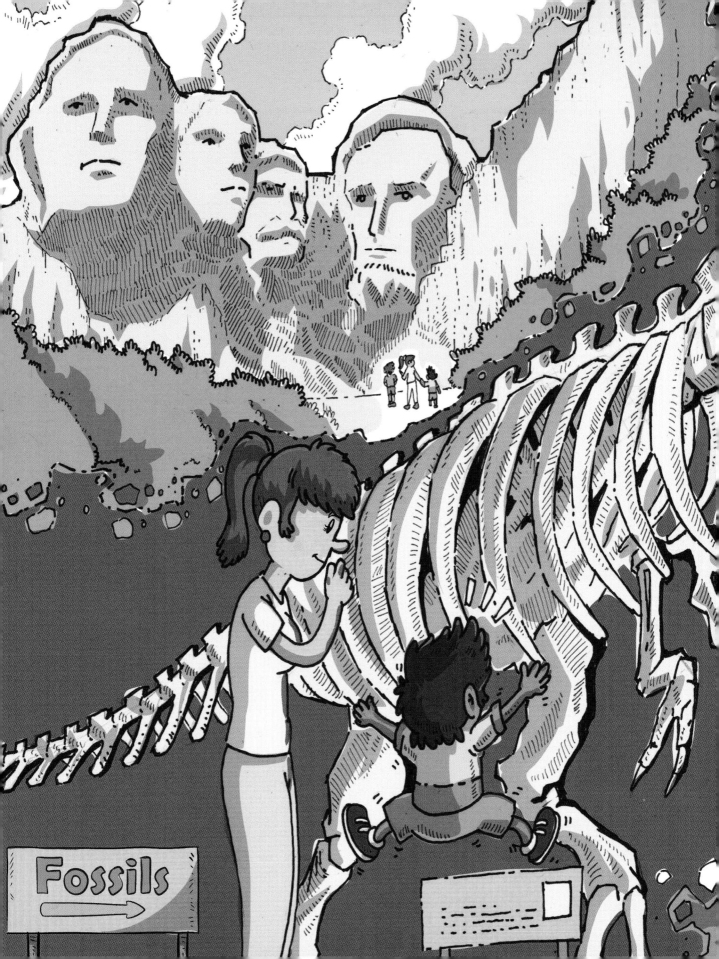

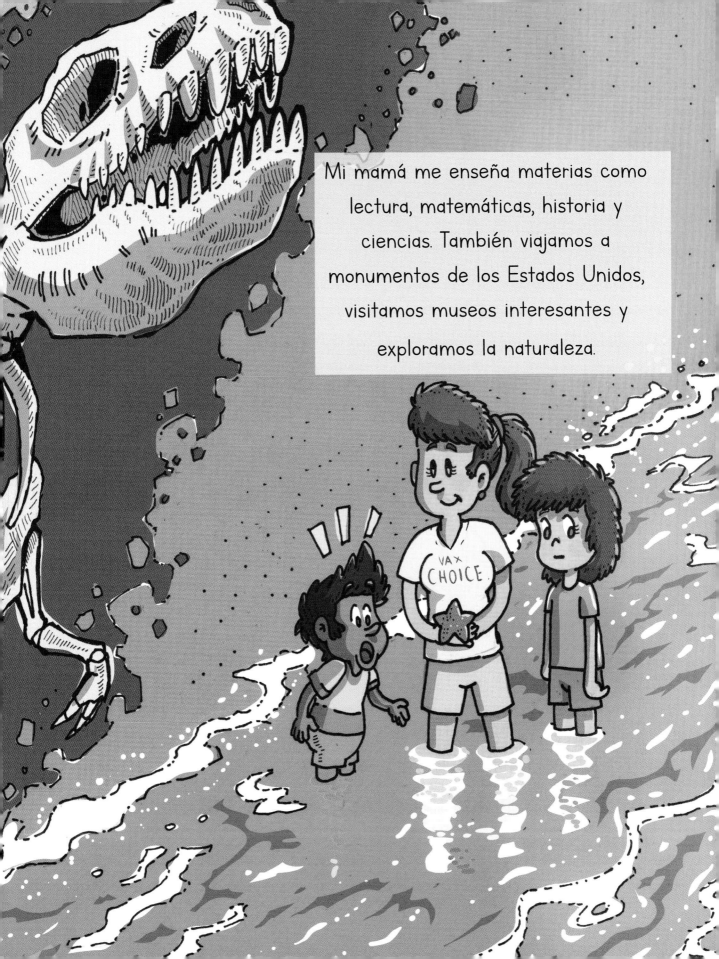

Mi mamá también me ha enseñado sobre los ingredientes de las vacunas. Algunos ingredientes se consideran tóxicos. Eso significa que pueden ser dañinos para mi cuerpo.

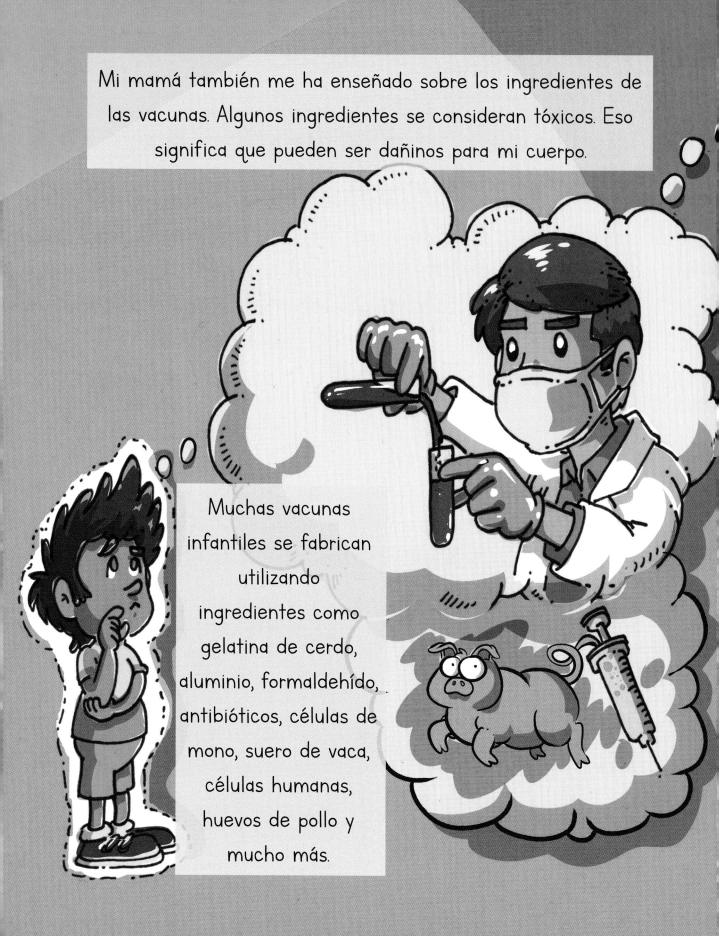

Muchas vacunas infantiles se fabrican utilizando ingredientes como gelatina de cerdo, aluminio, formaldehído, antibióticos, células de mono, suero de vaca, células humanas, huevos de pollo y mucho más.

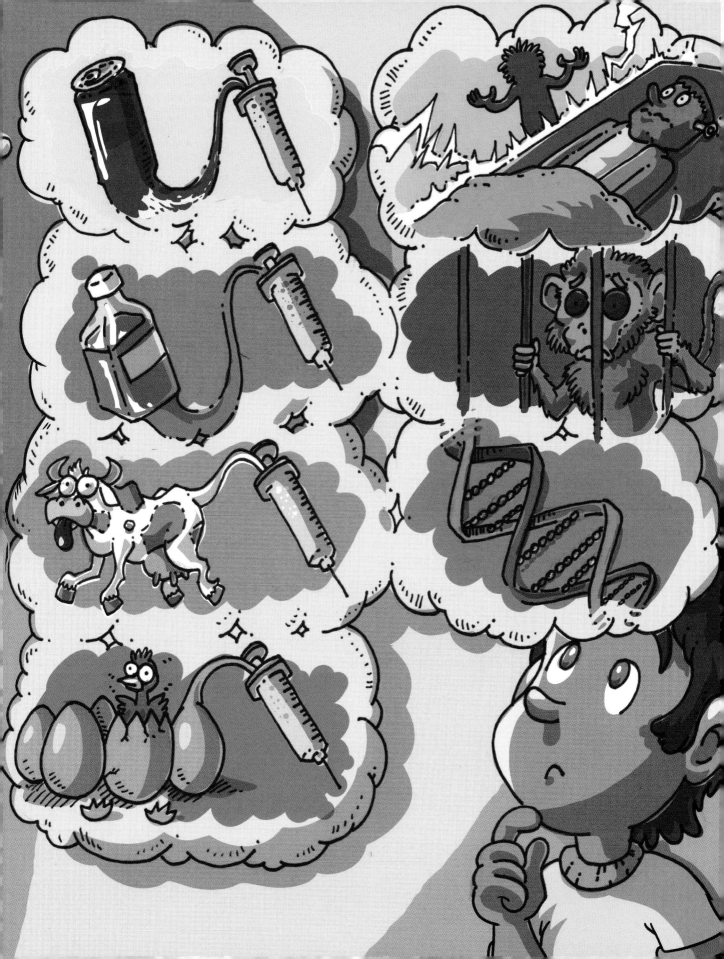

Algunas personas pueden pensar que no vacunarse es arriesgado, pero mis padres han aprendido mucho, evaluado los riesgos y no toman estas decisiones solos. Después de la lesión por vacunas de mi hermana, se reunieron con muchos médicos en busca de uno que escuchara sus preocupaciones, comprendiera los valores de nuestra familia y respetara la libertad de elección.

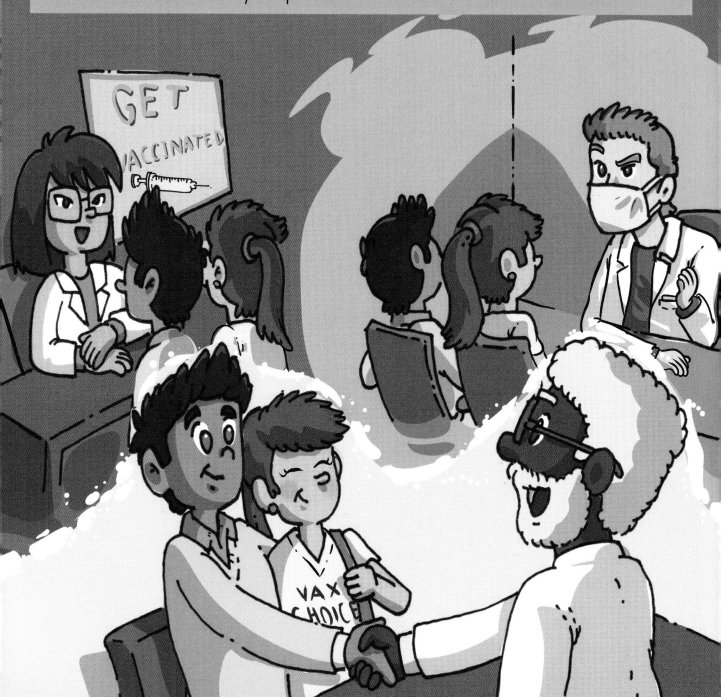

Encontrar un médico que encaje bien con nuestra familia ha sido muy importante porque mis padres necesitan sentirse cómodos hablando sobre las vacunas con alguien en quien confíen. Sabíamos que habíamos encontrado al médico adecuado cuando también compartía preocupaciones sobre el calendario de vacunas en constante crecimiento.

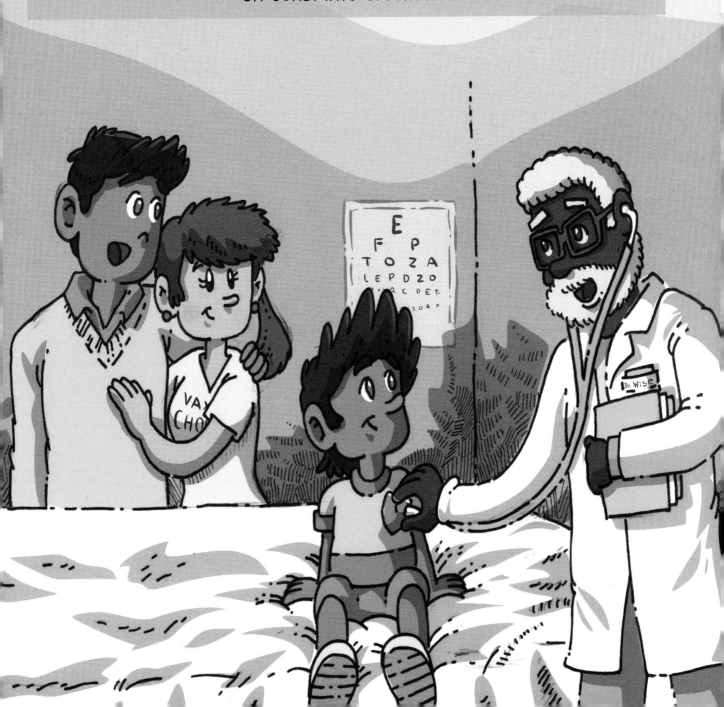

El programa de vacunación infantil ha crecido mucho a lo largo de los años. Los médicos, científicos e investigadores de salud pública siguen agregando nuevas vacunas al programa sin probarlas nunca en combinación para ver cómo interactúan todas estas vacunas entre sí. ¿Puedes creerlo? ¡Se espera que reciba casi cien dosis de diecisiete vacunas para mi cumpleaños número dieciocho! ¡Eso es mucho!

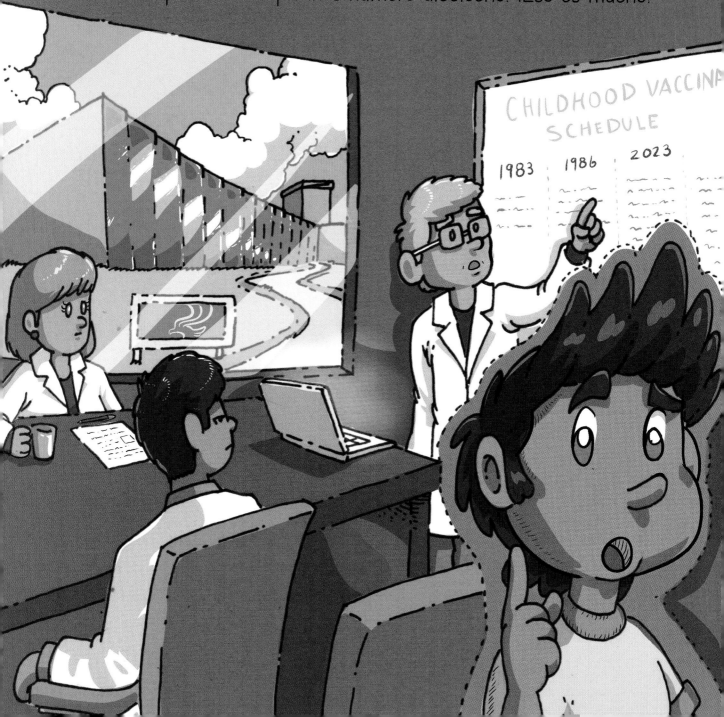

Mis padres están especialmente preocupados de que las vacunas no tengan responsabilidad. Esto significa que si una vacuna me causa una lesión, a mi hermana o a cualquier otra persona, nadie puede ser considerado responsable; ni siquiera las compañías que las fabrican o los médicos y enfermeros que las administran.

No creo que eso sea justo, porque mis padres siempre me han enseñado a asumir la responsabilidad de mis acciones.

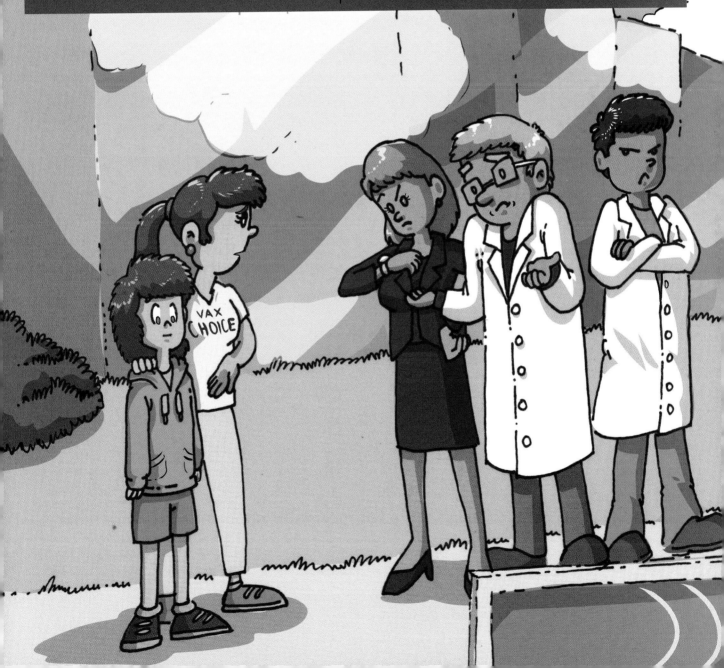

Tambien me he preguntado por qué se espera que todos reciban las mismas vacunas a pesar de ser todos diferentes. Algunos de mis amigos son más altos que yo. Algunos de mis amigos son más pequeños que yo. Tenemos diferentes formas y tamaños. Cada uno de nosotros tiene nuestro propio historial médico familiar y todos somos genéticamente diferentes.

Entonces, ¿por qué nuestras diversidades nunca se consideran cuando se trata de las vacunas?

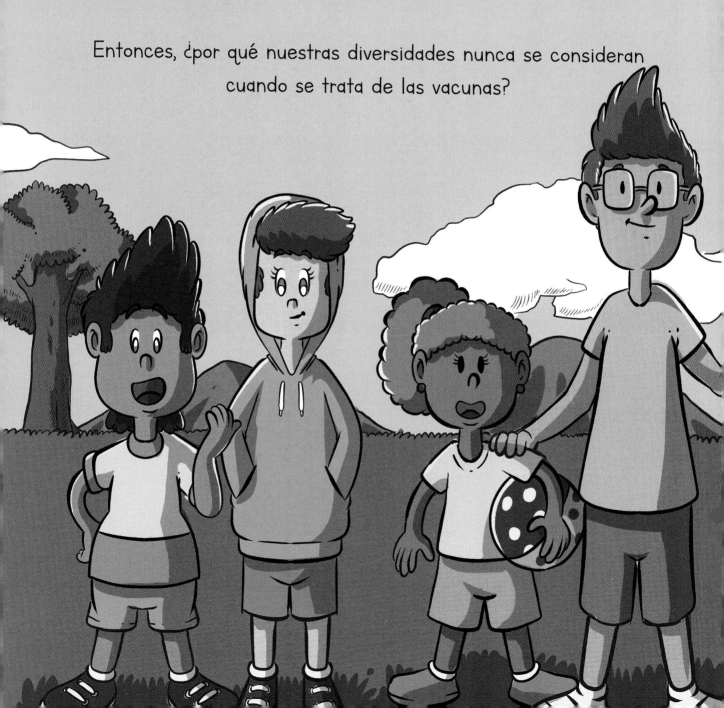

Aunque todos somos únicos a nuestra manera especial, se espera que cada uno de nosotros reciba la misma cantidad de vacunas y la misma dosis exacta.

Las personas no son 'talla única' cuando se trata de medicamentos, ¿por qué se utiliza este enfoque para las vacunas?

¡Simplemente no tiene sentido!

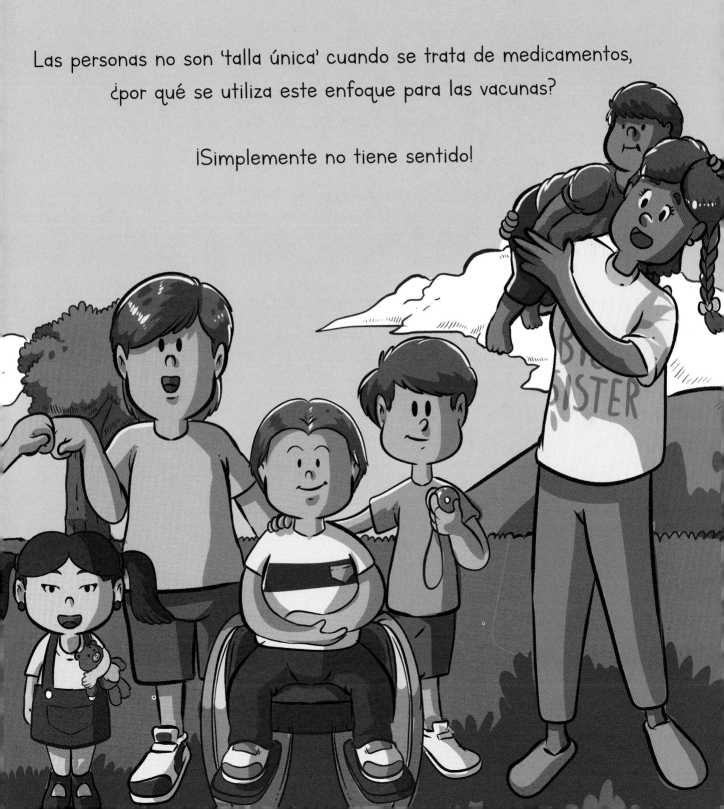

Es interesante que los ensayos de vacunas nunca hayan comparado la salud de los niños vacunados con la de los niños no vacunados. Esto es un ensayo con placebo y es una de las formas más comunes en que se prueban y demuestran la seguridad de los productos médicos. Pero no se utiliza para probar las vacunas.

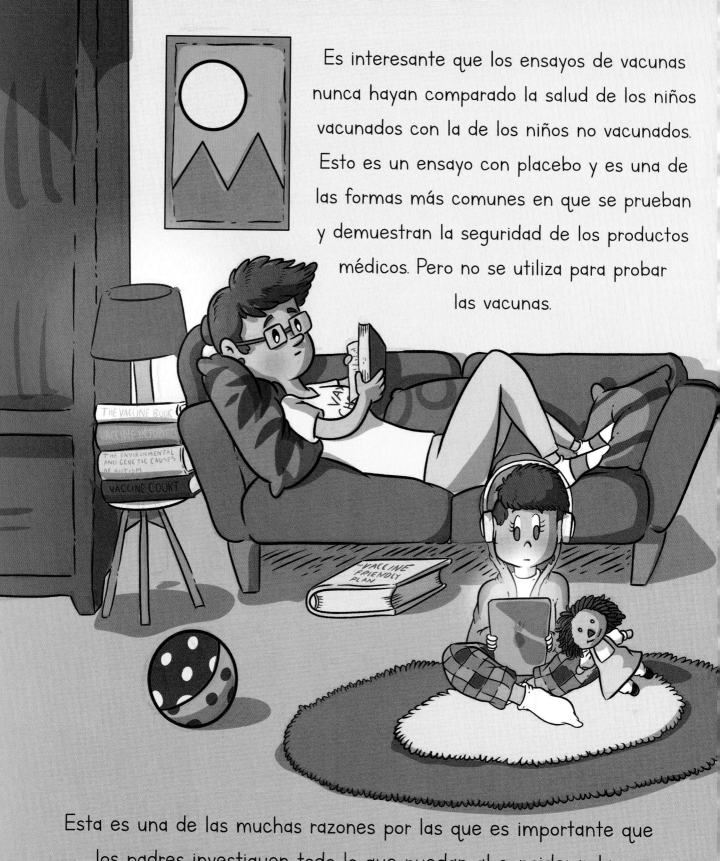

Esta es una de las muchas razones por las que es importante que los padres investiguen todo lo que puedan al considerar las vacunas para sus hijos.

Hay muchos libros, películas y sitios en internet disponibles con información verídica sobre los ingredientes de las vacunas y los posibles efectos secundarios. Algunos padres incluso pueden querer pedir a su médico que les explique el prospecto que viene con cada vacuna antes de decidir vacunar.

Hacer toda esa investigación puede parecer mucho trabajo, pero estoy contento de que mis padres se hayan tomado el tiempo para hacerlo por mí.

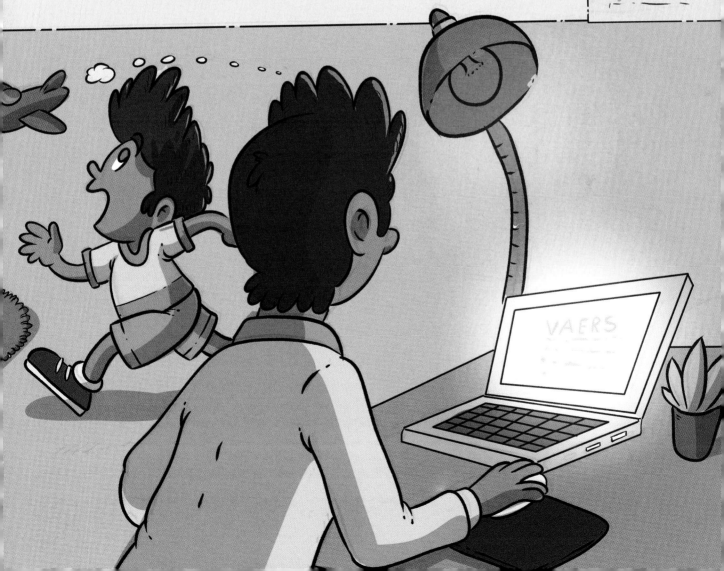

La decisión de vacunarse siempre debe ser una elección personal. Los profesionales médicos, las escuelas y las personas en posiciones de poder nunca deben presionar a nadie para que se vacune en contra de su voluntad.

Hay personas en todo el mundo que eligen no vacunarse por muchas razones diferentes. Algunas de esas razones pueden ser médicas, religiosas o personales.

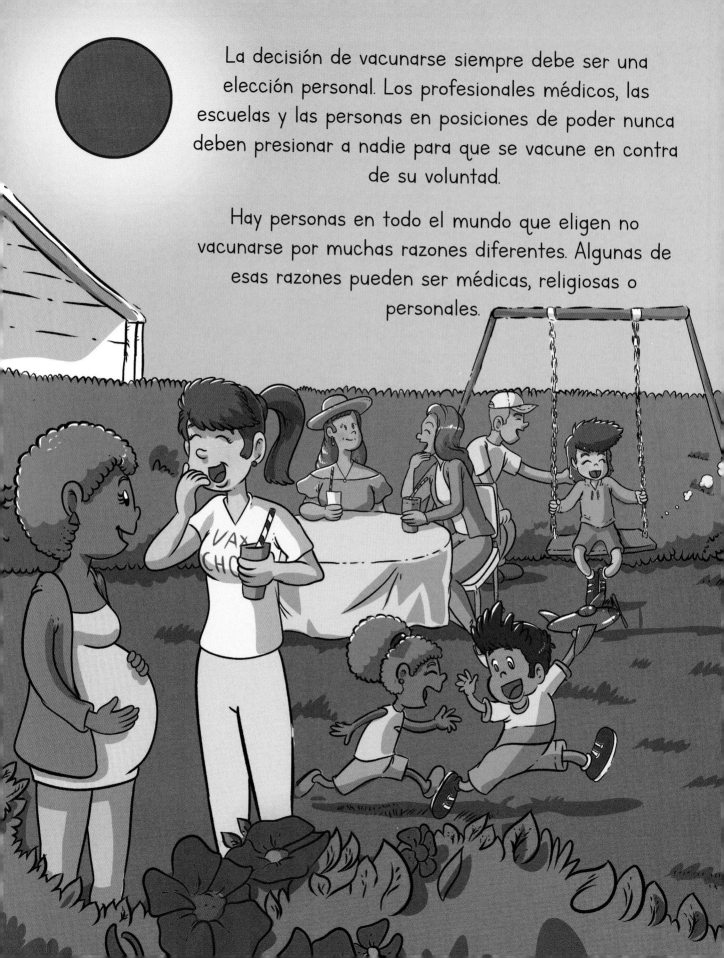

Ya sea que alguien elija recibir todas las vacunas recomendadas, solo algunas vacunas o ninguna en absoluto, la elección siempre debe seguir siendo suya.

Algunos de mis amigos y familiares están vacunados. Algunos de ellos no lo están. Los amo y los respeto a todos por igual, y ellos me aman tal como soy.

No estoy vacunado ¡y está bien!

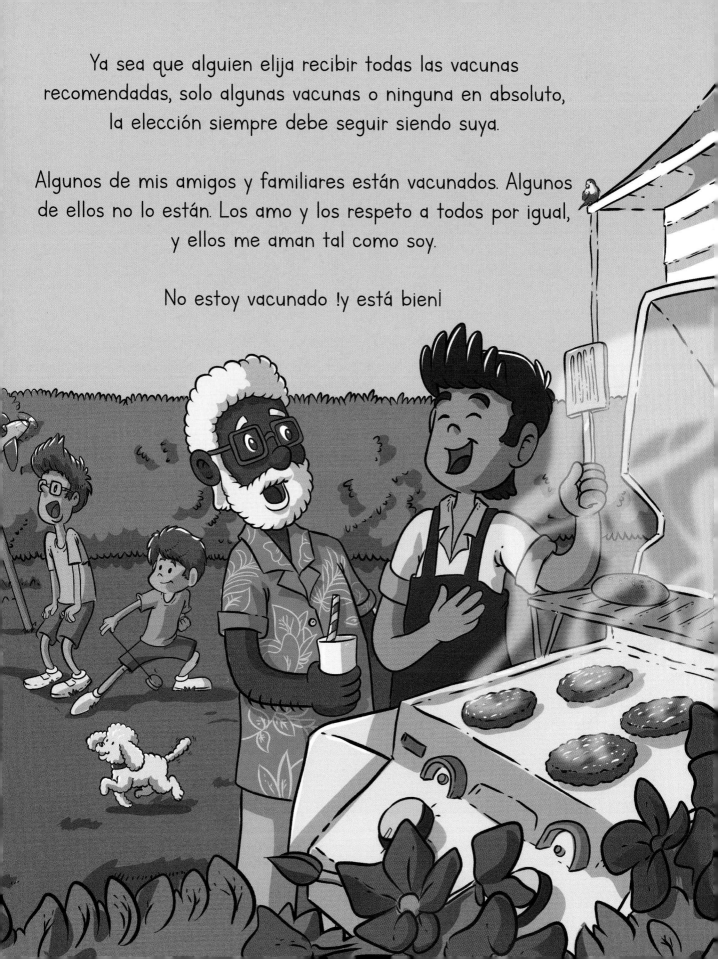

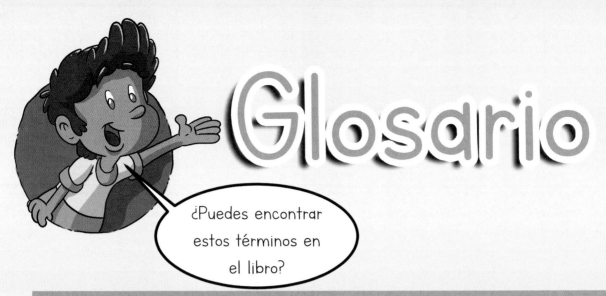

Glosario

¿Puedes encontrar estos términos en el libro?

Reacción adversa: Es un efecto secundario indeseable que puede ocurrir después de la vacunación. Estas reacciones pueden ser desde leves hasta moderadas o graves. Las reacciones adversas también pueden representar un riesgo para la vida y ocasionalmente llevar a la muerte.

Aluminio: Las sales de aluminio, derivadas del aluminio, son adyuvantes utilizados en algunas vacunas. Un adyuvante es una sustancia añadida a las vacunas para ayudar a potenciar la respuesta inmune, básicamente activando las defensas de tu cuerpo al detectar una sustancia extraña o tóxica.

Antibióticos: Son sustancias que detienen el crecimiento de bacterias. Se usan en la producción de vacunas para prevenir la contaminación bacteriana durante la fabricación. Por tanto, algunas vacunas pueden contener pequeñas cantidades de antibióticos como neomicina, polimixina B, estreptomicina y gentamicina.

Autismo: El trastorno del espectro autista (TEA) es una condición del desarrollo que suele aparecer en la infancia temprana. Afecta la comunicación, la interacción social, el comportamiento y la autorregulación. "Espectro" significa que el autismo se presenta en diferentes formas y niveles de gravedad. Cada persona diagnosticada con autismo tendrá síntomas y desafíos únicos. Las causas exactas del autismo aún se están investigando y se debaten con frecuencia. Los Institutos Nacionales de Salud (NIH) afirman que si alguien es susceptible al trastorno del espectro autista debido a mutaciones genéticas, entonces ciertas situaciones ambientales, como la exposición a productos químicos tóxicos en el entorno, pueden causar autismo en esa persona.

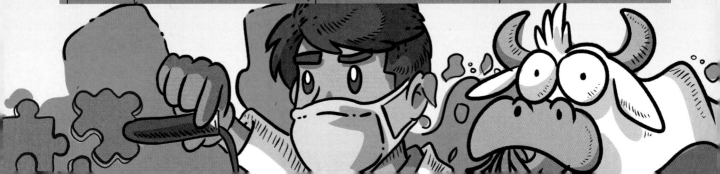

Suero de vaca: Al fabricar vacunas virales, los científicos a menudo utilizan suero de vaca, conocido como "suero fetal bovino", como fuente de proteínas para cultivar el virus. La Administración de Alimentos y Medicamentos (FDA) afirma que se utilizan vacas debido a su tamaño y uso común en la alimentación. Los productos para la fabricación de vacunas pueden incluir aminoácidos, gelatina, enzimas y sangre.

Encefalitis: La encefalitis es la inflamación del cerebro. Comúnmente se desencadena después de que una persona contrae ciertos virus o bacterias. Si el virus o bacteria llega a viajar hacia la médula espinal o el cerebro, provoca inflamación. Esta inflamación produce los síntomas de la encefalitis. En algunos casos, una persona puede experimentar encefalitis como efecto secundario de una vacuna.

Formaldehído: El formaldehído es un ingrediente de las vacunas utilizado para matar virus o inactivar toxinas durante el proceso de fabricación. Se diluye durante el proceso de fabricación de la vacuna; sin embargo, pequeñas cantidades de formaldehído pueden encontrarse en algunas vacunas actuales. El formaldehído también se utiliza comúnmente en la fabricación de resinas, fertilizantes, tintes y fluido de embalsamamiento. La exposición excesiva al formaldehído puede causar cáncer.

Homeschool: Mientras que la mayoría de los niños asisten a escuelas públicas o privadas tradicionales, cada vez hay más niños que reciben educación en el hogar. La educación en el hogar, también conocida como homeschooling, es una forma de educación dirigida por los padres, en la cual los padres educan a sus hijos en casa con un plan de estudios educativo personalizado para satisfacer las necesidades del niño. Hoy en día, existen numerosos programas y recursos de educación en el hogar que hacen posible esta opción para todas las familias, incluso aquellas cuyos padres trabajan a tiempo completo.

Células humanas: Los científicos deben utilizar células específicas para cultivar virus y producir vacunas. Dado que los virus infectan a las personas, los científicos descubrieron que podían utilizar células humanas para cultivar virus destinados a la producción de vacunas. Algunas de estas células humanas provienen de tejido fetal. Como resultado, es posible que células diploides humanas, incluyendo ADN y proteínas, estén presentes en algunas vacunas como consecuencia de su producción.

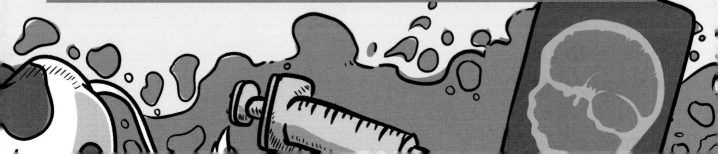

Sistema inmunológico: La mayoría de las personas nacen con un sistema inmunológico saludable que ayuda a proteger contra enfermedades causadas por patógenos como virus, bacterias y parásitos. El sistema inmunológico está compuesto por órganos especializados, células y tejidos que trabajan juntos para destruir invasores extraños. Algunos de los principales órganos involucrados en el sistema inmunológico incluyen el bazo, los ganglios linfáticos, el timo y la médula ósea.

Responsabilidad: La responsabilidad se refiere al estado de ser responsable de algo. En la década de 1980, muchos fabricantes de vacunas se vieron abrumados por demandas por lesiones causadas por vacunas. Como resultado, muchos fabricantes dejaron de producir vacunas. Con el temor de una escasez de vacunas, el Congreso aprobó una ley que protegía a los fabricantes de vacunas de ser responsables por causar lesiones o muertes, de manera que la producción de vacunas pudiera continuar.

Células de mono: Los fabricantes de vacunas utilizan específicamente células Vero, que provienen de los riñones del mono verde africano. Estas células se utilizan en el proceso de fabricación de vacunas para cultivar virus específicos para vacunas virales.

Problemas neurológicos: Estos son problemas médicos que pueden afectar el cerebro y la médula espinal, así como los nervios craneales y periféricos, las raíces nerviosas, el sistema nervioso autónomo, la unión neuromuscular y los músculos.

Orgánico: Orgánico se refiere a la forma en que se producen ciertos alimentos. Los alimentos orgánicos son cultivados o criados sin el uso de productos químicos artificiales, como pesticidas y fertilizantes fabricados por el hombre, y no contienen hormonas, antibióticos u organismos genéticamente modifados (OGM).

Gelatina de cerdo: También conocida como "gelatina porcina", este ingrediente se utiliza como estabilizador para ayudar a que las vacunas se mantengan estables e inalteradas durante el transporte y almacenamiento. La gelatina utilizada en las vacunas es una proteína que proviene de la piel o el tejido conectivo de los cerdos.

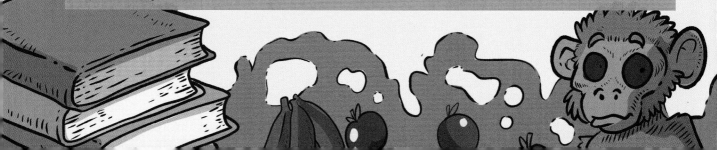

<u>Placebo:</u> Un placebo es una sustancia o tratamiento inactivo que se utiliza frecuentemente en ensayos clínicos. Un ensayo controlado con placebo compara un nuevo tratamiento o medicamento con un placebo, que generalmente se presenta en forma de una sustancia segura como suero fisiológico o una píldora de azúcar.

<u>Toxina:</u> Una toxina es una sustancia venenosa que puede causar daño a tu cuerpo.

<u>Vacuna:</u> Una vacuna es una sustancia biológica destinada a hacer que el sistema inmunológico del cuerpo produzca anticuerpos para combatir un patógeno específico. Existen muchos tipos diferentes de vacunas: inactivadas, atenuadas vivas, de ARN mensajero (ARNm), de subunidad, recombinantes, de polisacáridos, conjugadas, de toxoide y de vector viral. Algunas vacunas contienen gérmenes debilitados, una parte de un germen, gérmenes inactivados o muertos, una toxina producida por el germen que causa una enfermedad o una molécula de ARN mensajero (ARNm), que utiliza la información genética para instruir a tu cuerpo a producir una proteína del germen.

<u>Lesión por vacuna:</u> También conocida como evento adverso de la vacuna, una lesión por vacuna es causada por una o varias vacunas. Una lesión por vacuna puede ser causada por la vacuna misma o por un error médico. Las lesiones por vacuna pueden variar desde leves hasta graves. Algunas lesiones por vacuna incluso pueden llevar a la muerte.

<u>Inserto de vacuna:</u> A veces llamado prospecto, cada vacuna viene acompañada de un documento con varias páginas cuidadosamente dobladas que contiene información importante sobre la vacuna específica. Esta información suele incluir la dosis, los ingredientes, los posibles efectos secundarios, los resultados de los ensayos clínicos, las advertencias específicas, las posibles reacciones alérgicas y mucho más. El propósito del inserto de la vacuna es proteger a la empresa farmacéutica de problemas legales.

<u>VAERS:</u> Establecido en 1990, el Sistema de Reporte de Eventos Adversos de Vacunas (VAERS, por sus siglas en inglés) es un sistema pasivo de alerta utilizado para detectar factores de riesgo relacionados con vacunas, efectos secundarios y realizar un seguimiento de la aparición de eventos adversos y muertes relacionadas con vacunas. VAERS es coadministrado por los Centros para el Control y la Prevención de Enfermedades (CDC) y la Administración de Alimentos y Medicamentos (FDA) de los Estados Unidos. Se requiere que los profesionales de la salud y los fabricantes de vacunas informen sobre eventos adversos, sin embargo, muchos no lo hacen.

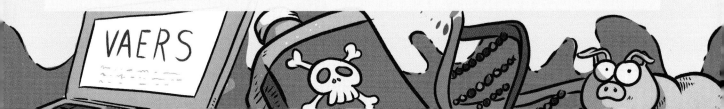

Acerca de la autora

La Dra. Shannon Kroner tiene un doctorado en Psicología Clínica y una maestría en Educación Especial, con especialización en Terapia Educativa. Su tesis doctoral, titulada "Vacunas en la infancia: El desarrollo de un manual educativo", proporciona un punto de vista psicológico sobre las formas en que los padres toman decisiones con respecto a las vacunas para sus hijos.

Cuando la Dra. Kroner comenzó a trabajar con familias con necesidades especiales en 2001 como terapeuta de Floortime y behaviorista, descubrió que muchos padres compartían historias similares sobre las discapacidades de sus hijos que ocurrieron poco después de recibir una vacuna. Luego, en 2009, mientras estaba embarazada, la Dra. Kroner sufrió personalmente una lesión por vacuna después de recibir una vacuna contra la gripe sin conservantes. Creyendo que era más segura que otras porque no tenía conservantes, se vacunó, pero sufrió una reacción grave que la llevó a la sala de emergencias. Al escuchar tantas historias personales de lesiones por vacunas y luego experimentar su propia reacción adversa, la Dra. Kroner decidió que era hora de investigar seriamente las vacunas y alentar a otros a hacer lo mismo.

Como defensora de la elección de vacunas, la Dra. Kroner fundó la organización "Libertad de Religión - Soluciones Unidas" (FOR-US) en 2019, luego de las leyes de mandato de vacunas que eliminaron las exenciones religiosas y médicas en California. Como Directora Ejecutiva, ha unido a líderes religiosos de muchas religiones para proteger la libertad religiosa de elegir vacunas y ha ayudado a miles de personas a obtener exenciones religiosas para vacunas.

Como oradora pública, defensora, autora, esposa y madre, la Dra. Kroner comprende la importancia de proteger la elección de vacunas y educar a los niños de hoy mientras allanan el camino hacia un futuro más brillante.

Para más información sobre la Dra. Kroner, visite su sitio web www.drshannonkroner.com.

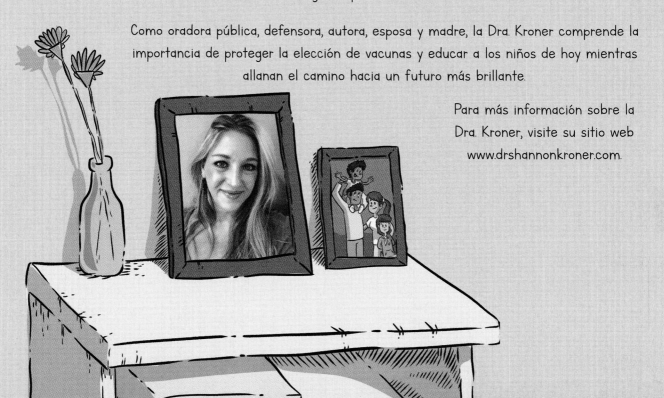

RECURSOS SUGERIDOS

RECURSOS RECOMENDADOS

CDC Pink Book: Epidemiology of Vaccine Preventable Diseases
www.cdc.gov/vaccines/pubs/pinkbook/chapters.html

Calendario de vacunas infantiles
"Immunization Schedules for 18 and Younger." Centers for Disease Control and Prevention, 10 Feb. http://www.cdc.gov/vaccines/schedules/hcp/imz/child-adolescent.html

Ingredientes de las vacunas
Institute for Vaccine Safety || Components: Excipients. hopkinsvaccine.org/components-Excipients.htm.

Programa nacional de compensación por lesiones causadas por vacunas
About the National Vaccine Injury Compensation Program | HRSA. 1 Mar. 2023, www.hrsa.gov/vaccine-compensation

Notificación de una lesión por vacuna a Vaccine Adverse Event Reporting System (VAERS)
Vaccine Adverse Event Reporting System (VAERS). vaers.hhs.gov

Kern, J. K., Geier, D. A., Sykes, L. K., & Geier, M. R. (2016). *Relevance of Neuroinflammation and Encephalitis in Autism.* Frontiers in cellular neuroscience, 9, 519

LIBROS RECOMENDADOS

Dissolving Illusions: Disease, Vaccines and the Forgotten History by Suzanne Humpharies and Roman Bystrianyk (2013)

The Environmental and Genetic Causes of Autism by James Lyons-Weiler (2016)

The Vaccine Book: Making the Right Decision for Your Child by Robert W. Sears (2011)

The Vaccine Court 2.0: Revised and Updated: The Dark Truth of America's Vaccine Injury Compensation Program by Wayne Rohde (2021)

Vaccine Epidemic: How Corporate Greed, Biased Science, and Coercive Government Threaten Our Human Rights, Our Health, and Our Children by Louise Kuo Habakus (2011)

Vaccine Injuries: Documented Adverse Reactions to Vaccines by Lou Conte and Tony Lyons (2014)

Vaccine-Friendly Plan: Dr. Paul's Safe and Effective Approach to Immunity and Health-from Pregnancy Through Your Child's Teen Years by Paul Thomas and Jennifer Margulis (2016)

Vaccines, Autoimmunity, and the Changing Nature of Childhood Illness by Thomas Cowan (2018)

Vax-Unvax: Let the Science Speak by Brian Hooker and Robert F. Kennedy Jr. (2023)

SITIOS WEB RECOMENDADOS

Conozca sus derechos: https://icandecide.org/

Excenciones a las vacunas: https://forunitedsolutions.org/

Últimas noticias: https://thehighwire.com/

Estudios de investigación: https://ipaknowledge.org/

Derechos educativos: https://www.perk-group.com/

Encontrar un doctor: https://physiciansforinformedconsent.org/

Información sobre educación en casa: https://www.samsorbo.com/

Podcast: https://drtenpenny.com/

Información en español: https://latinosformedicalfreedom.com

Información sobre vacunas: https://www.stopmandatoryvaccination.com/

Información sobre vacunas: https://childrenshealthdefense.org/

The Spellers Method: https://spellers.com/

Informe sobre una lesión vacunal: https://vaers.hhs.gov/esub/index.jsp

PELÍCULAS RECOMENDADAS

Bought
Sacrificial Virgins
Spellers The Movie
The Silent Epidemic: The Untold Story of Vaccines
VAXXED: From Cover Up to Catastrophe
VAXXED II: The People's Truth

Para más recomendaciones de recursos escanee el código QR o visite:
www.drshannonkroner.com

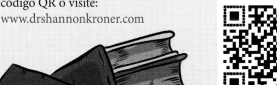

Fabricado en los Estados Unidos de América, diciembre de 2023
Este producto cumple con la CPSIA 2008

La información de catalogación en la publicación de la Biblioteca del Congreso está disponible en el archivo.

Hardcover ISBN: 978-1-5107-8046-0
Ebook ISBN: 978-1-5107-8047-7

Diseño de portada: Manfred Calderón
Ilustración de portada: Manfred Calderón

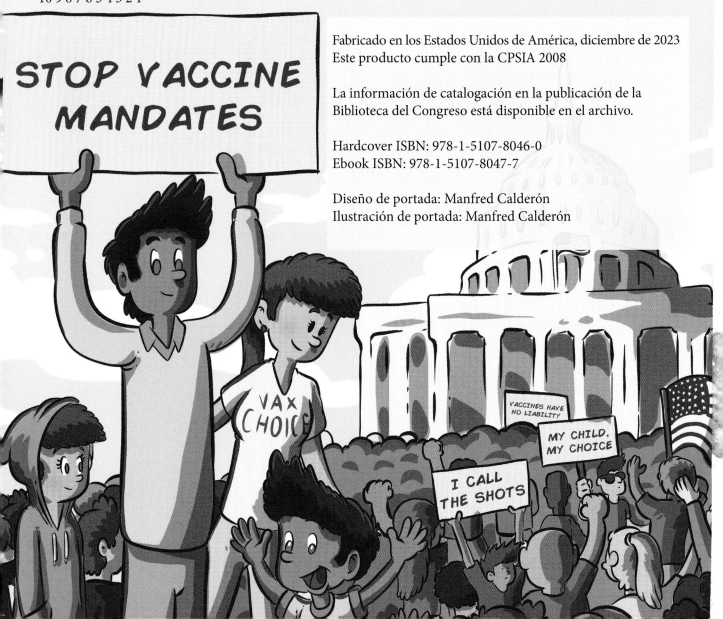